古醫籍稀見版本影印存真文庫

鍼灸六賦

明·佚名 輯

中醫古籍出版社
Publishing House of Ancient Chinese Medical Books

圖書在版編目（CIP）數據

針灸六賦 /（明）佚名輯 .—北京：中醫古籍出版社，2016.4（2023.5 重印）
（古醫籍稀見版本影印存真文庫）
ISBN 978-7-5152-1000-1

Ⅰ . ①針… Ⅱ . ①佚… Ⅲ . ①針灸學 Ⅳ . ① R245

中國版本圖書館 CIP 數據核字（2015）第 268694 號

古醫籍稀見版本影印存真文庫
針灸六賦　明・佚名　輯

責任編輯　孫志波
封面設計　張雅娣
出版發行　中醫古籍出版社
社　　址　北京市東城區東直門内南小街 16 號（100700）
電　　話　010-64089446（總編室）010-64002949（發行部）
網　　址　www.zhongyiguji.com.cn
印　　刷　北京廣達印刷有限公司
開　　本　850mm × 1168mm　32 開
印　　張　3.75
字　　數　47 千字
版　　次　2016 年 4 月第 1 版　2023 年 5 月第 2 次印刷
書　　號　ISBN 978-7-5152-1000-1
定　　價　33.00 圓

國家古籍出版

專項經費資助項目

據中國中醫科學院圖書館藏明末廣仁集刊本影印原書版框高二一四毫米寬一三七毫米

出版説明

中醫藥學是中華民族優秀傳統文化的重要組成部分，是我國醫學科學的特色，也是生命科學中具有自主創新優勢的領域。歷代存留下來的中醫典籍是我國寶貴的文化遺産，其承載着中華民族特有的精神價值、思維方法、想象力和創造力，是中醫藥科技進步和創新的源泉。對中醫古籍進行保護與整理，即是保護了我國全部古籍中的一個重要的組成部分。

《古醫籍稀見版本影印存真文庫》在全面調查現存古醫籍版本情况的基礎上，遴選出五十餘種具有較高學術價值、文獻價值的古醫籍，對其稀見的版本進行搶救性地挖掘整理，其内容涵蓋中醫臨床内、外、婦、兒、針灸、五官各科及基礎理論等領域。這些版本多爲亟待搶救的瀕危版本、珍稀版本、孤本、善本，或者曾經流傳但近幾十年來世面上已很難見到的版本，屬於讀者迫切需要掌握的知識載體，具有較大的出版價值。爲方便讀者閲讀與使用，本叢書整理者對所遴選古籍的版本源流及存世狀况進行了考辨，撰寫了提要，簡介了作者生平，評述了著作的學術價值；爲避免在整理過程中出現各種紕漏，最大限度地保留文獻原貌，我社决定採用影印整理出版的方式。

此次所選書目具有兩個特點：一是以學術性和實用性兼顧爲原則，選擇凝結歷代醫藥學家獨到理論精粹及豐富臨床經驗的精品力作，突出臨證實用，并且充分注重各類中醫古籍的覆蓋面，除了喉科之外，其余各類均有涉及；二是選擇稀見版本，影印出版，不僅可以避免目前市場上古籍整理類書籍魚目混雜、貽誤后學之弊，而且能够完整地體現歷史文獻的真實和完整性，爲讀者研習中醫提供真實的第一手資料。該叢書對於保護和利用中醫藥古籍，發揚和傳承中醫藥文化，更好地爲中醫藥科研、臨床、教學服務具有重大的意義。

我社自二十世紀八十年代成立以來，陸續出版了大型系列古籍叢書，影印的有《中醫珍本叢書》《文淵閣四庫全書醫家類》《北京大學圖書館館藏善本醫書》《海外回歸中醫古籍善本集萃》《中醫古籍孤本大全》等，自出版后廣受學界和藏書機構歡迎。實踐證明，以影印爲基礎進行文獻開發，不僅符合學術研究和收藏需要，而且操作性更强，對促進文獻批露意義重大。

在編輯過程中，我們遵循《古醫籍稀見版本影印存真文庫》的編輯規範，進行了嚴格地查重，并查核原書，爲每種圖書制作了新的書名頁，重新編目，讓讀者一目了然。爲了讓讀者真真切切感受古籍的原汁原味，我們對前言和目録均採用繁體竪排形式。需要説明的是，所收珍本中有缺卷或缺頁的情况，由於這些珍本基本上没有復本，我們没有進行配補，僅作了相應的標注，也留下了些許遺憾，敬請廣大讀者諒解。

中醫古籍出版社

二零一五年九月

前言

本書為針灸歌賦專集，全書未分章卷。輯者將《針灸聚英》《針灸大成》等針灸名著中的《百症賦》《標幽賦》《席弘賦》《金針賦》《玉龍賦》《通玄指要賦》等六首流傳已久的針灸名賦，集於一冊。內容涉及經絡、腧穴、特定穴、針法、灸法、刺法、得氣、失氣、候氣、子午流注、補瀉、禁灸、禁針、臨床病證的針灸辨證論治、配方取穴等，列舉具體臨床病證與具體針灸穴位和方法，對針灸學術和臨床中的重要問題，均有論及。本書反映了針灸治療的特點，對針灸臨床有一定的參考價值，深受針灸臨床工作者和針灸愛好者的歡迎。

所載各賦，通俗實用，誦之朗朗上口，便於記憶，尤宜於初學針灸者和針灸愛好者。

本書輯者不詳，為明末黑框抄本，書口有廣仁集字樣。該書僅此一種版本，且流傳甚少。現據中國中醫科學院圖書館所藏珍本影印，以饗讀者。

中醫古籍出版社

目録

百症賦……一
標幽賦……八
席弘賦……六七
金針賦……七三
玉龍賦……八五
通玄指要賦……九一

百症賦

百症俞穴、再三用心、顖會連於玉枕、頭風療以金針、懸顱頷厭之中、偏頭痛止、強間豐隆之際、頭痛難禁、原夫面腫虛浮、須仗水溝前頂、耳聾氣閉、全憑聽會翳風、面上虫行有驗、迎香可取、耳中蟬噪有聲、聽會堪攻、目眩兮支正飛揚、目黃兮陽綱胆俞、攀睛攻少澤肝俞之所、淚出刺臨泣頭維之處、目中漠漠、即尋攢竹三間、目覺䀮䀮、急取養老天柱、觀其雀目汗氣睛明行間而細推、審他項强傷寒、温溜期門而主之、廉泉中冲、舌下腫疼堪取、天府合谷、鼻中衄血宜追耳門絲竹空、住牙疼于頃刻、頰車地倉穴、正口喎于片時、喉痛兮、液門魚際去療、轉筋兮金門丘墟來醫陽谷俠谿、頷腫口噤並治、少商曲澤、血虛口渴同施、通天去鼻內無聞之苦、復溜去舌乾口燥之悲、啞門關冲舌緩不語而要緊、天鼎間使、失音囁嚅而休遲、太冲瀉唇喎以速愈、承漿瀉牙疼而即移、項强多惡風、来骨相連于天柱，熱病汗不出、大都更接于經渠、且如兩臂頑麻、少海就傍于三里、半身不遂、陽陵遠達于曲池、建里内關，掃盡胸中之苦悶、聽宮脾俞、祛殘心下之悲凄，久知脇肋疼痛、氣户華盖有靈、腹内腸鳴、下脘陷谷能平、胸脇支滿何療、章門不用細尋、膈疼飲蓄難禁、亶中巨闕便針、胸滿更加噎塞、中府意舍所行、胸膈停留瘀血、腎俞巨髎宜徵、胸滿項强神藏璇璣已試、背連腰痛、白環委中曾經、脊强兮水道筋縮、目眩兮顴髎大迎、痓病非顱顖而不愈、臍風須然谷而易醒、委陽天池、腋腫針而速散、後谿環跳腿疼刺而即輕、夢魘不寧、厲兌相諧于隱白、發狂奔走、上脘同起于神門、驚悸怔忡、取陽交解谿勿悮、反張悲哭、仗天衝大橫須精、癲疾必身柱本神之令、發熱仗少冲曲池之津、歲熱時行、陶道復求肺俞理、風癇常發、神道須還心俞寧、湿寒湿熱下髎定、厥寒厥熱湧泉清寒慄要寒二間疎通陰郄暗煩心嘔吐幽門閉徹玉堂明、行間湧泉、主消渴之腎渴、陰陵水分去水腫之臍盈、勞瘵傳尸、趍魄戶膏肓之路、中邪霍亂、尋陰谷三里之程、治疸消黃、諧後谿勞宮而看、倦言嗜臥、往通里大鐘而明、咳嗽連聲、肺俞須迎天突穴、小便赤澀、兌端獨瀉太陽經、刺長強於承山、善主腸風新下血、針三陰於氣海、專治白濁久遺精、且如肓俞橫骨、瀉五淋之久積、陰郄後谿、治盜汗之多出、脾虛穀以不消、脾俞膀胱俞覓、胃冷食而難化、魂門

胃俞堪責、鼻痔必取斷交、癭氣須求浮白、大敦照海
患寒疝而善蠲、五里臂臑生癧瘡而能治、至陰屋翳
療癢疾之疼多、肩髃陽谿消隱中之熱極、抑又論婦
人經事改常、自有地機血海、女子少氣漏血、不無交
信合陽、帶下產崩、衝門氣衝宜審、月潮違限、天樞水
泉細詳、肩井乳癰而極效、商丘痔瘤而最良、脫肛趨
百會尾翳之所、無子搜陰交石關之鄉、中脘主乎積
痢、外丘收乎太陽、寒瘧兮、商陽太谿驗、痃癖兮、衝門

血海强、夫醫乃人之司命、非志正而莫為、針乃理之淵微、須至人之指教、先究其病源、後攻其穴道、隨手見功、應針取效、方知玄裏之玄、始達妙中之妙、

標幽賦　　楊氏註解

拯救之法。妙用者針。

劫病之功、莫捷於針灸、故素問諸書為之首載、蓋一針中穴、病者應手而起、誠醫家之所先也、故經云、拘於鬼神者不可與言至德、惡於砭石者不可與言至巧、

察歲時於天道。

夫人一身十二經三百六十節以應一歲十二月

三百六十日歲時者、春暖、夏熱、秋涼、冬寒、此四時之正氣、苟或春應暖而反寒、夏應熱而反涼、秋應涼而反熱、冬應寒而反暖、故冬傷於寒、春必溫病、春傷於風、夏必飧泄、夏傷於暑、秋必痎瘧、秋傷於濕、冬必咳嗽、岐伯曰、凡刺之法、必候日月星辰四時八正之氣、氣定乃刺焉、是故天溫日陽、則人血淖液而衛氣浮、故血易瀉、而氣易行、天寒日陰、則人血凝泣而衛氣沈、月始生、則氣血始清、衛氣始行、月廓滿、則氣血實、肌肉堅、月廓空、則肌肉減、経絡虛、衛氣去、形獨居、是以因天時而調血氣也、天寒無刺、天溫無灸、月生無瀉、月滿無補、月廓空无治、是謂得天時而調之、若月生而瀉、是謂臟虛、月滿而補、血氣洋溢、絡有留血、名曰重實、月廓空、而治、是謂亂經、陰陽相錯、真邪不別、沈以留上、外虛內亂、淫邪乃起、又曰、天有五運、金水木火土也、地有六氣、風寒暑濕燥火也、定形氣於人心。

經云、凡用針者必先度其形之肥瘦以調其氣之虛實、實則瀉之、虛則補之、必先定其血脉而後調之、形盛脉細少氣不足以息者危、形瘦脉大胸中多氣者死、形氣相得者生、參伍不調者病、三部九候皆相失者死、是故色脉不順而莫針、

春夏瘦而刺淺。秋冬肥而刺深。

經云、病有浮沈、刺有淺深、各至其理、無過其道、過

之則內傷、不及則外壅、ゝ則賊邪從之、淺深不得
及為大賊、內傷五臟、後生大病、故曰春病在毫毛
腠理、夏病在皮膚、故春夏之人、陽氣輕浮、肌肉瘦
薄、血氣未盛、宜刺之淺、秋病在肉脉、冬病在筋骨、
秋冬則陽氣收藏、肌肉肥厚、血脉充滿、刺之宜深、
又云春刺十二井、夏刺十二滎、季夏刺十二腧、秋
刺十二經、冬刺十二合、以配木火土金水、
不窮經絡陰陽。多逢刺禁。

經有十二手太陰肺、少陰心厥陰心包絡、太陽小腸、少陽三焦、陽明大腸、足太陰脾、少陰腎、厥陰肝、太陽膀胱、少陽膽、陽明胃也、絡有十五、肺絡列缺、心絡通里、心包絡內關、小腸絡支正、三焦絡外關、大腸絡偏歷、脾絡公孫、腎絡大鍾、肝絡蠡溝、膀胱絡飛陽、膽絡光明、胃絡豐隆、陰蹻絡照海、陽蹻絡申脈、脾之大絡大包、督脈絡長強、任脈絡屏翳也、

陰陽者天之陰陽、平旦至日中天之陽、〻中之陽

也、日中至黃昏、天之陽、〻中之陰也、合夜至雞鳴天之、陰、〻中陰也、雞鳴至平旦、天之陰、〻中之陽也、故人亦應之、至於人身、外為陽、內為陰、背為陽、腹為陰、手足皆以赤白肉分之、五藏為陰、六府為陽、春夏之病在陽、秋冬之病在陰、背固為陽、〻中之陽心也、陽中之陰肺也、腹固為陰、〻中之陰腎也、陰中之陽肝也、陰中之至陰脾也、此皆陰陽表裏內外雌雄相輸應也、是以應天之陰陽、學者苟

不明此經絡陰陽升降左右不同之理、如病在陽明、反攻厥陰、病在太陽、反攻太陰、遂至賊邪未除正氣先弱、豈不殆哉、

既論臟腑虛實。須向經尋。

欲知藏府之虛實、必先診其脉之盛衰、既知脉之盛衰、又必辨其經脉之上下、藏者、心肝脾肺腎也、府者、膽胃大小腸三焦膀胱也、如脉之衰弱者、其氣多虛、為痒為麻也、脉之盛大者、為腫為痛也、然

藏府居位乎內、而經絡播行乎外、虛則補其母也、實則瀉其子也、若心病虛則補肝木、實則瀉脾土也、至於本經之中、亦有子母焉、假如心之虛者、取本經少衝以補之、少衝者、井木也、木能生火也、實取神門以瀉之、神門者、俞土也、火能生土也、諸經莫不皆然、要之不離乎五行相生之理、

原夫起自中焦。水初下漏。太陰為始。至厥陰而方終。穴出雲門。抵期門而最後。

此言人之氣脉行於十二經為一周、除任督之外、計三百九十三穴、一日一夜有百刻分於十二時、每一時有八刻二分、每一刻計六十分、一時共計五百分、每日寅時手太陰肺經生於中焦中府穴出於雲門起至少商穴止、卯時手陽明大腸經自商陽起至迎香止、辰時足陽明胃經自頭維至厲兊、巳時足太陰脾經自隱白至大包、午時手少陰心經自極泉至少冲、未時手太陽小腸經自少澤至聽宮、申時足太陽膀胱經自睛明至〻陰、酉時足少陰腎經自湧泉至俞府、戌時手厥陰心包絡經自天池至中冲、亥時手少陽三焦經自關冲至耳門、子時足少陽膽經自瞳子髎至竅陰、丑時足厥陰肝經自大敦至期門而終、週而復始、與滴漏無差也、

正經十二。別絡走三百餘支。

十二經者、即手足三陰三陽之正經也、別絡者、除

十五絡、又有橫絡、孫絡不知其紀、散走於三百餘支脉也、

正側仰伏。氣血有六百餘候。

此言經絡、或正或側、或仰或伏、而氣血循行孔穴、一周于身、榮行脉中、三百餘候、衛行脉外、三百餘候、

手足三陽。手走頭而頭走足。手足三陰。足走腹而胸走手。

此言經絡陰升陽降、氣血出入之機、男女無異、

要識迎隨。須明逆順。

迎隨者、要知榮衛之流注、經脉之往來也、明其陰陽之經逆順而取之、迎者以針頭朝其源而逆之隨者、以針頭從其流而順之、是故逆之者為瀉為迎、順之者為補為隨、若能知迎知隨、令氣必和、和氣之方必在陰陽升降上下源流往來逆順之道明矣、

况夫陰陽氣血多少為最。厥陰太陽少氣多血。太陰少陰少血多氣。而又氣多血少者。少陽之分。氣盛血多者。陽明之位。

此言三陰三陽氣血多少之不同，取之為最要也

先詳多少之宜。次察應至之氣。

凡用針先明上文氣血之多少，次觀針氣之來應，

輕浮慢而未來。沈澁緊而已至。

輕浮滑虛慢遲，入針之後，值此三者乃真氣之未

到、沈重澀滯緊實入針之後、值此三者、是正氣已
來、

既至也。量寒熱而留疾。

留、候也、疾、速也、此言正氣既至、必審寒熱而施故
經云、刺熱須至寒者、必留針陰氣隆至乃呼之去
徐其針、不閉、刺寒須至熱者、陽氣隆至針氣必熱、
乃吸之去疾、其穴急捫之、

未至也。據虛實而候氣。

氣之未至或進或退、或按或提、導之引之、候氣至穴而方行補瀉、經曰虛則推內進搓以補其氣、實則循彈捫努以引其氣、

氣之至也。如魚吞鈎餌之沈浮。氣未至也。如閒處幽堂之深邃。

氣既至則針澀緊、似魚吞鈎、或沈或浮、而動、其氣不來、針自輕滑、如閒居靜室之中寂然無聞也、

氣速至而速效。氣遲至而不治。

言下針若得氣來速則病易痊而效亦速也、氣若來遲、則病難治故有不治之憂、賦云、氣速效速、氣遲效遲、候之不至、必死無疑、

觀夫九針之法。毫針最微。七星上應。衆穴主持。

言九針之妙、毫針最精、上應七星、又為三百六十穴之針、

本形金也。有蠲邪扶正之道。

本形言針也、針本出於金、古人以砭石今人以鐵

代之、蠲除也、邪氣盛針能除之、扶、輔也、正氣衰針能輔之、

短長水也。有決凝開滯之機。

此言針有長短、猶水之長短、人之氣血凝滯而不通、猶水之凝滯而不通也、水之不通、決之使流於湖海、氣血不通、針之使周於經脈、故言針應水也、

定刺象木。或斜或正。

此言木有斜正、而用針亦有或斜或正之不同、刺

陽經者必斜臥其針、無傷其衛、刺陰分者、必正立其針、毋傷其榮、故言針應木也、

口藏比火。進陽補羸。

口藏、以針含於口也、氣之溫、如火之溫也、羸、瘦也、凡下針之時、必口內溫針暖、使榮衛相接、進已之陽氣、補彼之瘦弱、故言針應火也、

循機捫而可塞以象土。

循者、用手上下循之、使血氣往來也、機捫者針畢

以手捫閉其穴如用土填塞之義故言針應土也

實應五行而可知。

五行金木水火土也此結上文針能應五行之理

然是三寸六分色含妙理。

言針雖長三寸六分其巧運神機之妙中含水火顛倒陰陽其理最玄妙也

雖細楨於毫髮。同貫多岐。

楨針之幹也岐氣血往來之路也言針幹雖如毫

髮之微小、能貫通諸經血氣之道路也、
可平五臟之寒熱。能調六腑之虛實。
蓋針能調治臟腑之疾、寒則溫之、熱則清之、虛者
補之、實者瀉之、
拘攣閉塞。遣八邪而去矣。寒熱痺痛。開四關而已之。
拘攣者、筋脉之拘束、閉塞者、氣血之不通、八邪者
所以候八風之邪、言疾有攣閉、必驅散八風之邪
也、寒者、身作顫而發寒也、熱者、身作潮而發熱也、

四關者、六臟、〻〻有十二原、出於四關、太衝合谷是也、故太乙移宮之日、主八風之邪、令人寒熱疼痛、若能開四關者、兩手兩足刺之而已、立春一日起艮、名曰天留宮、風從東北來為順令、春分一日起震、名曰倉門宮、風從正東來為順、令、立夏一日起巽、名曰陰洛宮、風從東南來為順令、夏至一日起離、名曰上天宮、風從正南來爲順令、立秋一日起坤、名曰玄委宮、風從西南來為順令、秋分一日起兊名曰倉果宮風從正西來為順令、立冬一日起乾名曰新洛宮風從西北來為順令、冬至一日起坎、名曰叶蟄宮、風從正北來為順令、其風着人、與神氣、厺沉疴、背逆為之、惡風毒氣、吹人形骸即病名曰時氣、留伏、流入肌骨臟腑、雖不即病後因風寒暑濕之重感、内緣飢飽勞役之染着、發患曰内外兩感之痼疾、非鍼刺以調經絡、湯液引其榮衛、不能已也、中宮名曰招揺宮共九宮為此八風

之氣得其正、令則人無疾、逆之則有病也、

凡刺者。使本神朝而後入。既刺也。使本神定而氣隨。神不朝而勿刺。神已定而可施。

凡用針者、必使患者精神已朝而後方可入針、既刺之必使患者精神纔定而後施針、行氣若氣不朝其鍼為輕滑、不知疼痛如插豆腐者莫與進之、必使之候、如神氣既至、針自緊澀、可以依法、察虛實而施之、定脚處。取氣血為主意。

言欲下針之時、必取陰陽氣血多少為主、

下手處。認水木是根基。

下手六言用針、水者母也、木者子也、是水能生木也、是故濟母裨其不足、奪子平其有餘、此言用針必先認子母相生之義、舉水木而不及土金火者省文也、

天地人三才也。湧泉同璇璣百會。

百會一穴在頭以應乎天、璇璣一穴在胸以應乎人、湧泉一穴在足心以應乎地、是謂三才也、

上中下三部也。大包與天樞地機。

大包二穴在乳後為上部、天樞二穴在臍旁為中部、地機二穴在足胻為下部、是謂三部也、

陽蹻陽維并督帶。主肩背腰腿在表之病。

陽蹻脈起於足跟中循外踝上入風池、通足太陽膀胱經申脈是也、陽維脈者維持諸陽之會通手

少陽三焦經外關是也、督脈者、起於下極之腧、並於脊裡上行風府、過腦循額至鼻入齗交、通手太陽小腸經後谿是也、帶脈起於季脇、回身一周、如繫帶然、通足少陽膽經臨泣是也、言此奇經四脈屬陽、主治肩背腰腿在表之病、

陰蹻陰維任衝脈。去心腹脇肋在裏之疑。

陰蹻脈亦起於足跟中、循內踝上行至咽喉、交貫衝脈、通足少陰腎經照海是也、陰維脈者、維持諸

陰之交、通手厥陰心包絡經內關是也、任脉起於中極之下、循腹上至咽喉、通手太陰肺經列缺是也、衝脉起於氣衝、並足少陰之經、俠臍上行至胸中而散、通足太陰脾經公孫是也、言此奇經四脉屬陰、能治心腹脇肋在裡之疑、

二陵二蹻二交。似續而交五大。

二陵者、陰陵泉陽陵泉也、二蹻者、陰蹻陽蹻也、二交者、陰交陽交也、續、接續也、五大、五體也、言此六

穴遞相交接於兩手足并頭也、

兩間兩商兩井相依而別兩支。

兩間者、二間三間也、兩商者少商々陽也、兩井者天井肩井也、言六穴相依而分別於手之兩支也、

大抵取穴之法。必有分寸。先審自意。次觀肉分。

此言取量穴法、必以男左女右中指與大指相屈如環、取內側紋兩角為一寸、各隨長短大小取之、此乃同身之寸、先審是何病、屬何經、用何穴、審於

我意、次察病者瘦肥長短大小肉分骨節髮際之間、量度以取之、或伸屈而得之。或平直而安定。伸屈者、如取環跳之穴、必須伸下足、屈上足、以取之、乃得其穴、平直者、或平臥而取之、或正坐而取之、或正立而取之、自然安定、如承漿在唇下宛宛中之類、在陽部筋骨之側。陷下為真。在陰分郄膕之間。中為真動脉相應。

陽部者諸陽之經也、如合谷三里陽陵泉等穴、必取俠骨側指陷中為真也、陰分者、諸陰之經文、如手心脚内肚腹等穴、必以筋骨郄䐃動脉應指乃為真穴也、

取五穴用一穴而必端。取三經用一經而可正。

此言取穴之法、必須點五穴之中而用一穴、則可為端的矣、若用一經須取三經而正一經〻是非、

頭部與肩部詳分。督脈與任脈易定。

頭部與肩部則穴繁多但醫者以意詳審大小肥瘦而分之、督任二脈直行背腹中而有分寸則易定也、

明標與本。論刺深刺淺之經。

標本者、非止一端也、有六經之標本、有天地陰陽之標本、有傳病之標本、以人身論之、則外為標、內為本、陽為標、陰為本、腑為標、臟為本、臟腑在內為

本經絡在外為標也、六經之標本者、足太陽之本在足跟上五寸標在目、足少陽之本在竅陰、標在耳之類是也、更有人身之臟腑陰陽氣血榮衛經絡各有標本、以病論之、先受病為本、後流傳為標、凡治病者、先治其本、後治其標、如先生輕病、後滋生重病、宜先治其輕病、若有中滿、無問標本、先治中滿為急、若中滿大小便不利、亦無標本、先利大小便、治中滿尤急也、除此三者之外、皆治其本、不可不慎也、從前來者實邪、從後來者虛邪、此子能令母實、母能令子虛也、治法虛則補其母、實則瀉其子、假令肝受心之邪、是從前來者為實邪也、當瀉其火、然直瀉火、十二經絡中、各有金木水火土也、當木之本、分其火也、故標本論云、本而標之、先治其本、後治其標、既肝受火之邪、先於肝經五穴瀉榮火行間也、以藥論入肝經藥為引、用瀉心藥為君也、是治實邪病矣、假令肝受腎邪、是為從後来者為虛邪、當補其母、故標本論云、標而本之、先治其標、後治其本、肝木既受水邪、當先於腎經湧泉穴補木、是先治其標、後於肝經曲泉穴瀉水、是後治其本、此先治其標者、推其至理、亦是先治其本也、以藥論之、入腎經藥為引、用補肝經藥為君是也、以得病之日為本、傳病之日為標、亦是、

住痛移疼。取相交相貫之逕。

此言用針之法、有住痛移疼之功者也、先以針左

行左轉而得九數、復以針右行右轉而得六數、此乃陰陽交貫之道也、經脉亦有交貫、如手太陰肺之列缺交於陽明之路、足陽明胃之豐隆走於太陰之逕之類、

豈不聞臟腑病。而求門海俞募之微。

門海者、如章门氣海之類、俞者、五藏六府之俞也、募者、臟腑之募、肺募中府、心募巨闕、肝募期門、脾募章門、腎募京门、胃募中脘、膽募日月、大腸募天

樞、小腸募關元、三焦募石門、膀胱募中極、此言臟腑有病、必取此門海俞募之最微妙者、

經絡滯。而求原別交會之道。

原者十二原也、別陽別也、交陰交也、會八會也、夫十二原者、膽原丘墟、肝原太冲、小腸原腕骨、心原神門、胃原冲陽、脾原太白、大腸原合谷、肺原太淵、膀胱原京骨、腎原太谿、三焦原陽池、包絡原大陵、八會者、血會膈俞、氣會膻中、脉會太淵、筋會陽陵

泉、骨會大杼、髓會絕骨、臟會章門、腑會中脘也、此言經絡血氣凝結不通者、必取此原別交會之穴以刺之、

更窮四根三結。依標本而刺無不痊。

根結者、十二經之根結也、靈樞經云太陰根于隱白、結于大包也、少陰根于湧泉、結于廉泉也、厥陰根于大敦、結于玉堂也、太陽根于至陰、結于目也、陽明根于厲兌、結于鉗耳也、少陽根于竅陰、結于

耳也、手太陽根于少澤、結于天窓支正也、手少陽根于關冲結于天牖外關也、手陽明根于商陽結于扶突偏歴也、手三陰之経不載不敢強註、又云四根者、耳根鼻根乳根脚根也、三結者、胸結肢結便結也、此言能究根結之理、依上文標本之法刺之、則疾無不愈矣、

但用八法五門。分主客而針無不效。

針之八法、一迎隨、二轉針、三手指、四針投、五虛寔、

六動揺七提按、八呼吸、身之八法、奇經八脉、公孫衝脉胃心胸八句是也、五門者、天干配合分於五也、主客者公孫主内關客之類是也、或以井榮俞經合為五門、以邪氣為賓客正氣為主人、先以八法、必以五门推時取穴、先主後客、自無不效之理、

八脉始終連八會。本是紀綱。十二經絡十二原。是為樞要。

此言八脉等之紀綱樞要其原出入十二經也、

一日取六十六穴之法。方見幽微。

六十六穴者、即子午流注井榮俞原經合也陽干注腑三十六穴、陰干注臟三十穴、共成六十六穴、言經絡一日一周於身、歷行十二經穴、當此之時、酌取流注中一穴用之、以見幽微之妙

一時取一十二經之原。始知要妙。

此言一時之中、當審此日是何經所主、該取本日此經之原穴刺之、則流注之法玄妙始可知矣、

原夫補瀉之法。非呼吸而在手指。

此言補瀉之法、非但呼吸而在乎手之指法、〻分十四、循捫提按彈撚搓盤推内動搖爪切進退出攝是也、故法則如斯、巧拙在人、

速效之功。要交正而識本經。

交正者、如大腸與肺為傳送之府、心與小腸為受盛之官、脾與胃為消化之宮、肝與膽為清淨之位膀胱合腎、陰陽相通、表裏相應也、本經者、受病之

經，如心之病，必取小腸之穴兼之，言能識本經之病，又要認交經正經之理，則針之功必速矣，故曰：寧失其穴，勿失其經；寧失其時，勿失其氣。

交經繆刺。左有病而右畔取。

繆刺者，刺絡脉也，右痛而刺左，左痛而刺右，此乃交經繆刺之法也。

瀉絡遠針。頭有病而脚下針。

三陽之經，從頭下足，故言頭有病，取足穴而刺之巨刺與繆刺各異。

巨刺者、刺經脉也、痛在於左而右脉病者、則巨刺之、左痛刺右、右痛刺左、中其經也、繆刺者刺絡脉也、身形有痛、九候無病、則繆刺之、右痛刺左、左痛刺右、中其絡也、此刺法之相同、但一中經一中絡之異耳、

微針與妙刺相通。

微針、針之巧也、妙刺、刺之妙也、言二者相通也、

覩部分而知經絡之虛實。

言入針內分以天人地三部而進、必察其得氣則內外虛實可知矣、又云察脉之三部則知各經之虛實、

視沈浮而辨臟腑之寒溫。

言下針之後、看針緩急之氣、可決臟腑之寒熱、

且夫先令針耀而慮針損。次藏口內而欲針溫。

言欲下針之時、必先令針光耀、看針莫有損壞、次

將針含於口內令針溫暖、與榮衛相接、無相觸犯、

目無外視。手如握虎。心無內慕。如待貴人。

此戒用針之士、貴乎專心誠意而自重也、

左手重而多按。欲令氣散。右手輕而徐入。不痛之因。

下鍼之時、必先以左手指爪甲於穴上切之、令其氣散、以右手持鍼、輕輕徐入乃不痛之因、

空心恐怯。直立側而多暈。

空心者、未食之前、此言無刺饑人、其血氣未定、則

令人恐懼有怕怯之心、或直立、或側卧、必有眩暈之咎也、

背目沉掐。坐卧平而没昏。

此言欲下之時、必令患人莫視所針之處、以手爪甲重切其穴、或卧或坐、而無昏暈悶之虞也、

推於十干十變。知孔穴之開闔。

十干甲乙丙丁戊己庚辛壬癸也、十變者、逐日臨時之變也、得時謂之開、失時謂之闔

論其五行五臟。察日時之旺衰。

五行五臟、俱註上文、此言病於本日時之下瀉五行相生者旺、受五行相尅者衰

伏如橫弩。應若發機。

此言用針刺穴、如弩之視正發牙、取其捷効如射之中的也、

陰交陽別而定血暈。陰蹻陽維而下胎衣。

陰交穴有二、一在臍下一寸、一在内踝上三寸、名

三陰交、言此二穴、能定婦人血暈又言照海外關二穴、能下產婦之胎衣也、

痺厥偏枯迎隨俾經絡接續。

痺厥者、四肢冷麻痺、偏枯者中風半身不遂也言治此症、必須接氣通經、更以迎隨之法、使氣血貫通、經絡接續也、

漏崩帶下。溫補使氣血歸依。

漏崩帶下者、女子之疾也、言治此症、必須溫針待暖、

以補之、使榮衛調和而歸依也、

靜以久留。停鍼待之。

此言下針之後、必須靜而久停之、

必准者、取照海治喉中之閉塞。端的處。用大鍾治心內之呆癡。大抵痛疼實瀉。痒麻虛補。

此言疼痛者、熱宜瀉之、痒麻者、冷宜補之以暖、

體重節痛而俞居。心下痞滿而井主。

俞者、十二經之俞、井者、十二經之井也、

心脹咽痛。針太冲而必除。脾冷胃痛。瀉公孫而立愈。胃滿腹痛刺内関。脇疼肋痛針飛虎。

飛虎穴即支溝穴

筋攣骨痛而補魂門。體熱勞嗽而瀉魄户。頭風頭痛。刺申脈與金門。眼痒眼疼。瀉光明於地五。瀉陰郄止盜汗。治小兒骨蒸。刺偏歷利小便。医大人水蠱。中風環跳而宜刺。虚損天樞而可取。

地五、即地五會也、

由是午前卯後。太陰而生疾溫。離左酉南。月朔而速冷。

此以月之生死為期、午前卯後者、辰巳二時也、當此之時、太陰月之生也、是謂月廓空無瀉、宜疾溫之、離左酉南者、未申二時也、當此時分、太陰月之死也、是謂月廓盈無補、宜速冷之、將一月而比一日也、經云、月生一日一痏、二日二痏、至十五日十五痏、十六日十四痏、十七日十三痏、漸退至三十

日二痏、月望以前謂之生、月望已後謂之死、午前謂之生、午後謂之死也、

循捫彈努。留吸母而堅長。

循者、用針之後、以手上下循之、使血氣往來也、捫者、出鍼之後、以手捫閉其穴、使氣不泄也、彈努者、以手輕彈而補虛也、留吸母者、虛則補其母、須待熱至之時、留吸而堅長也、

爪下伸提。疾呼子而噓短。

爪下者切而下針也、伸提者旋針輕浮豆許曰提、疾呼子者實則瀉其子、務待寒至之後去之速而嘘且短矣、

動退空歇迎奪右而瀉涼。推內進搓。隨濟左而補暖。

動退、以針搖動而退、如氣不行、將針伸提而已、空歇、撒手而停針、迎、以針逆而迎、奪、即瀉其子也、如心之病、必瀉脾子、此言欲瀉必施此法也、推內進者、用針推內而入也、搓者、猶如搓線之狀、慢慢轉

針、勿令太緊、隨、以針順而隨之、濟、則濟其母也、如心之病、必補肝母、此言欲補、必用此法也、此乃遠刺寒熱之法、故凡病熱者、先使氣至病所、次微微提退豆許、以右旋奪之、得針下寒而止、凡病寒者、先使至氣病所、次徐徐進針、以左旋搓撞和之、得針下熱而止、

慎之、大患危疾。色脉不順而莫針。

慎之、戒之也、言危篤之病必須觀形察脉、若相反者、

莫與用針恐勞而無功反獲罪也、

寒熱風陰饑飽醉勞而切忌。

言大寒大熱大風大陰雨大饑大飽大醉大勞之類、決不可用針實大忌也、

望不補而晦不瀉。弦不奪而朔不濟。

凡值此四者、不可用針施法也、如暴急之疾、則不拘此

精其心而窮其法。無灸艾而壞其皮。

此勉灸無干犯禁忌、而壞人之皮肉、

正其理而求其原。勉投針而失其位。

此勉針者用心察病之原、庶不失所、

禁灸處而加四肢。四十有九。禁刺處而除六腧。二十有二。

禁灸之穴四十五、更加四支之井、共四十九也、禁刺之穴、二十二、外除六腑之腧也、

柳又聞高皇抱疾未瘥。李氏刺巨闕而後甦。太子暴

死為厥越人針維會而復甦。肩井曲池甄權刺臂痛而復射。懸鍾環跳。華陀刺躄足而立行。秋夫針腰俞而鬼免沈痾。王纂針交俞而妖精立出。刺肝俞與命門。使瞽士察秋毫之末。針少陽與交別。俾聾夫聽夏蚋之聲。

此引先師用針奇效以勵學者用心之誠。

嗟夫去聖逾遠。此道漸墜。或不得意而散其學。或愆其能而犯禁忌。愚庸智淺。難契於玄言。至道淵深。得之者有殘。偶述斯言。不敢示諸明達者焉。庶幾乎童蒙之心啓。

席弘賦

凡欲行針須審穴、要明補瀉迎隨訣、胸背左右不相同、呼吸陰陽男女別、氣刺兩乳求太淵、未應之時瀉列缺、列缺頭痛及偏正、重瀉太淵無不應、耳聾氣否聽會針、迎香穴瀉功如神、誰知天突治喉風、虛喘須尋三里中、手連肩脊痛難忍、合谷針時要太衝、曲池兩手不如意、合谷下針宜仔細、心疼手顫少海間、若要除根覓陰市、但患傷寒兩耳聾、金門聽會疾如風、五般肘痛尋尺澤、太淵針後却收功、手足上下針三里、食癖氣塊憑此取、鳩尾能治五般癇、若下湧泉人不死、胃中有積刺璇璣、三里功多人不知陰陵泉治心胸滿、針到承山飲食思、大杼若連長強尋小腸氣痛即行鍼、委中專治腰間痛、腳膝腫時尋至陰氣滯腰疼不能立、橫骨大都宜救急、氣海專能治五淋更鍼三里隨呼吸、期門穴主傷寒患、六日過經尤未汗但向乳根二肋間、又治婦人生產難、耳內蟬鳴腰欲折膝下明存三里穴若能補瀉五會間且莫向人容易說、睛明治眼未效時、合谷光明安可缺、人中治癲功最高、十三鬼穴不須饒、水腫水分兼氣海、皮內隨針氣自消、冷嗽先宜補合谷、却須針瀉三陰交、牙疼腰痛并咽痺、二間陽谿疾怎逃、更有三間腎俞妙、善除肩背浮風勞、若針肩井須三里、不刺之時氣未調、最是陽陵泉一穴、膝間疼痛用針燒、委中腰痛脚攣急取得其經血自調、脚痛膝腫鍼三里、懸鍾二陵三陰交、更向太衝須引氣、指頭麻木自輕飄、轉筋目眩鍼魚腹、承山崑崙立便消、肚疼須是公孫妙、內關相應必然瘳、冷風冷痺疾難愈、環跳腰間針與燒、風府風池尋得到、傷寒百病一時消、陽明二日尋風府、嘔吐還須上脘療、婦人心痛心俞穴、男子痃癖三里高、小便不禁關元好、大便閉澀大敦燒、髖骨腿疼三里瀉、復溜氣滯便離腰、從來風府最難針、却用工夫度淺深、倘若膀胱氣未散、更宜三里穴中尋、若是七疝小腹痛照海陰交曲泉針、又不應時求氣海關元同瀉效如神、小腸氣撮痛連臍、速瀉陰交莫要遲、良久湧泉針取氣、此中玄妙少人知、小兒脫肛患多時、先灸百會次鳩尾、久患傷寒肩背痛、但針中渚得其宜、肩上痛連臍不休、手中三里便須求、下針麻重即須瀉、得氣之時不用留、腰連胯痛急必大、便於三里攻其隘、下針一瀉三補之、氣上攻噎只管在、噎不在時氣海灸、定瀉一時立便瘥、補自卯南轉針高、瀉從卯北莫辭勞迎針瀉氣自須吸、若補隨呼氣自調、左右撚針尋子午、抽針行氣自迢迢、用針補瀉分明說、更用搜窮本與標、咽喉最急先百會、太陰照海及陰交、學者潛心宜熟讀、席弘治病名最高、

金針賦　　楊氏註解

觀夫針道。捷法最奇。須要明於補瀉。方可起於傾危。先分病之上下。次定穴之高低。頭有病而足取之。左有病而右取之。男子之氣。早在上而晚在下。女子之氣。早在下而晚在上。用之必識其時。取之必明其理。午前為早屬陽。午後為晚屬陰。男女上下。憑腰分之。手足三陽。手走頭而頭走足。手足三陰。足走腹而胸走手。陰升陽降。出入之機。逆之者為瀉為迎。順之者

為補為隨。春夏刺淺者以瘦。秋冬刺深者以肥。更觀元氣厚薄。淺深之刺猶宜、

經曰、榮氣行於脉中周身五十度、無分晝夜、至平旦與衛氣會於手太陰、衛氣行於脉外、晝行陽二十五度、夜行陰二十五度、平旦與榮氣會於手太陰、是則衛氣之行、但分晝夜、未聞分上下男女臟腑經絡氣血往來未嘗不同也、今分早晚、何以據依、但此賦今人所尚、故錄此以參其見、

原夫補瀉之法。妙在呼吸手指。男子者大指進前左轉呼之為補。退後右轉吸之為瀉。提針為熱。插針為寒。女子者大指退後右轉吸之為補。進前呼之而瀉。插針為熱。提針為寒。左與右各異。胸與背不同。午前者如此。午後者反之。是故爪而切之。下針之法。搖而退之。出針之法。動而進之。催針之法。循而攝之。行針之法。搓而去病。彈而補虛。肚腹盤旋。捫為穴閉。重沈豆許曰按。輕浮豆許曰提。一十四法。針要所備。補者一退三飛。真氣自歸。瀉者一飛三退。邪氣自避。補則補其不足。瀉則瀉其有餘。有餘者為腫為痛曰實。不足者為痒為麻曰虛。氣速效速。氣遲效遲。死生貴賤。針下皆知。賤者硬而貴者脆。生者澁而死者虛。候之不至。必死無疑。

且夫下針之先。須爪按重而切之。次令咳嗽一聲。隨咳下針。凡補者呼氣。初針刺至皮內。乃曰天才。少停進針。刺入肉內。是曰人才。又停進針刺至筋骨之間。

名曰地才。此為極處。就當補之。再停良久。却須退針。至人之分。待氣沉緊。倒針朝病。進退往來。飛經走氣。盡在其中矣。凡瀉者吸氣。初針至天。少停進針直至於地。得氣瀉之。再停良久。即須退針。復致於人。待氣沉緊。倒針朝病。法同前矣。其或暈針者。神氣虛也。以針補之。口鼻氣回。熱湯與之。略停少頃。依前再施。

如刺肝經之穴暈、即補肝之合穴、針入即甦、餘倣此、或有投針氣暈者、即補足三里、或補人中、大抵

皆由心中懼怯故發暈也

及夫調氣之法。下針至地之後。復人之分。欲氣上行將針右撚。欲氣下行將針左撚。欲補先呼後吸。欲瀉先吸後呼。氣不至者。以手循攝。以爪切掐。以針搖動。進撚搓彈。直待氣至。以龍虎升騰之法。按之在前。使氣在後。按之在後。使氣在前。運氣走之疼痛之所。以納氣之法。扶針直插。復向下納。使氣不回。若關節阻澀。氣不通者。以龍虎龜鳳通經接氣大段之法。驅而運之仍以循攝爪切。無不應矣。此通仙之妙。況夫出針之法。病勢既退。針氣微鬆。病未退者。針氣始根。推之不動。轉之不移。此為針氣吸拔其針。乃至氣真至。不可出之。出之者其病即復。再須補瀉。停以待之。直候微鬆。方可出針豆許。搖而停之。補者吸之去疾。其穴急捫。瀉者呼之去徐。其穴不閉。欲令湊密。然後吸氣。故曰下針貴遲。太急傷血。出針貴緩。太急傷氣。已上總要。於斯盡矣。

醫經小學云、出針不可猛、須作三四次徐轉出之則無血、若猛出必見血也、素問補遺篇註云、動氣至而即出針、此猛出也、然與此不同、大抵經絡中有凝血、欲大瀉者當猛、若尋常補瀉、當依此可也、亦不可不辨、

考夫治病。其法有八。一曰燒山火。治頑麻冷痺。先淺後深。凡九陽而三進三退。慢提緊按。熱至緊閉插針。除寒之有準。二曰透天涼。治肌熱骨蒸。先深後淺。用

六陰而三出三入。緊提慢按。徐徐舉針。退熱之可憑。皆細細搓之。去病準繩。三曰陽中隱陰。先寒後熱淺而深。以九六之法。則先補後瀉也。四曰陰中隱陽。先熱後寒深而淺。以六九之方。則先瀉後補也。補者直須熱至。瀉者務待寒侵。猶如搓線。慢慢轉針。法淺則用淺。法深則用深。二者不可兼而紊之也。五曰子午搗臼。水蠱膈氣。落穴之後。調氣均勻。針行上下。九入六出。左右轉之。千遭自平。六曰進氣之訣。腰背肘膝痛。渾身走注疼，刺九分行九補。卧睛五七吸。待上行穴可龍虎交戰。左撚九而右撚六。是住痛之針。六七曰留氣之交。痃癖癥瘕。刺七分用純陽，然後乃直插針。氣來深刺。提針再停。八曰抽添之訣。癱瘓瘡癩，取其要穴。使九陽得氣。提按搜尋。大要運氣週遍。扶針直插。復向下納。回陽倒陰。指下玄微。胸中活法。一有未應。反復再施。

若夫過關過節。催運氣以飛經走氣。其法有四。一曰青龍擺尾。如扶船舵。不進不退。一左一右。慢慢撥動。二曰白虎搖頭。似手搖鈴。退方進圓。兼之左右。搖而振之。三曰蒼龜探穴。如入土之象。一退三進。鑽剔四方。四曰赤鳳迎源。展翅之儀。入針至地。提針至天。候針自搖。復進其元。上下左右。四圍飛旋。病在上吸而退之。病在下呼而進之。

已上手法。乃大畧也。其始末當參考

至夫久患偏枯。通經接氣之法。有定息寸數。手足三陽。上有九而下十四。過經四寸。手足三陰。上七而下十二。過經五寸。在乎搖動出納。呼吸同法。驅運氣血。頃刻周流。上下通接。可使寒者暖而熱者涼。痛者止而脹者消。若開渠之洪水。立時見功。何傾危之不起哉。雖然病有三因。皆從氣血。針分八法。不離陰陽。蓋經脉晝夜之循環。呼吸往來之不息。和則身體康健。否則疾病競生。

玉龍賦　　　　　　　　　　　　聚英

夫卒暴中風、頂門百會、脚氣連延、里絶三交、頭風鼻淵、上星可用、耳聾顋腫、聽會偏高、攢竹頭維、治目疼頭痛、乳根俞府、療嗽氣痰哮、風市陰市、驅腿脚之乏力、陰陵陽陵治膝腫之難熬、二白醫痔漏、間使除瘧疾、大敦去疝氣、膏肓補虛勞、天井治瘰癧癮疹、神門治呆痴咲呲、嗽咳風痰、太淵列缺宜刺、尪羸喘促、璇璣氣海當知、期門大敦、能治堅痃疝氣、勞宮大陵、可

瘵心悶瘡痍、心悸虛煩刺三里、時疫痎瘧尋後谿絕
骨三里陰交、脚氣宜此、睛明太陽魚尾、目症憑茲、老
者便多、命門兼腎俞而着艾、婦人乳腫、少澤與太陽
之可推、身柱蠲嗽、能除脊痛、至陽卻疸善治神疲、長
強承山、灸痔最妙、豐隆肺俞、痰嗽稱奇、風門主傷冒
寒邪之嗽、天樞理感患脾泄之危、風池絕骨而療乎
傴僂、人中曲池可治其痿傴、期門刺傷寒未解經不
再傳、鳩尾針癲癇已發、慎其妄施、陰交水分三里蠱

脹宜刺、商丘解谿丘墟、脚痛堪、追尺澤理筋急之不
遂、腕骨療手腕之難移、肩脊痛兮五樞兼於背縫、肘
攣疼兮尺澤合於曲池、風濕傳於兩肩、肩髃可療癱
熱盛於三焦、關冲最宜、手臂紅腫、中渚液門要辨、脾
虛黄疸、腕骨中脘何疑、傷寒無汗攻復溜宜瀉、傷寒
有汗取合谷當隨、欲調飽滿之氣逆、三里可勝、要起
六脉之沉匿、復溜稱神、照海支溝通大便之秘、内庭
臨泣理小腹之䐜、天突亶中醫喘嗽、地倉頰車療口

喝迎香攻鼻窒為最肩井除臂痛如拏二間治牙疼中魁理翻胃而即愈百勞止虛汗通里療心驚而即瘥大小骨空治眼爛能止冷淚左右太陽醫目疼善除血翳心俞腎俞治腰腎虛弱之夢遺人中委中除腰脊痛閃之難制太谿崑崙申脉最療足腫之迍湧泉關元豐隆為治尸勞之例印堂治其驚搐神庭理乎頭風大陵人中頻瀉口氣全除帶脉關元多灸腎敗堪攻腿腳重疼針髖骨膝關膝眼行步艱難刺三

里中封太冲、取内關于照海、醫腹疾之塊、搐迎香於鼻内、消眼熱之紅、肚痛秘結、大陵合外關于支溝、腿風濕痛、居髎兼環跳於委中、上脘中脘、治九種之心痛赤帶白帶、求中極之異同、又若心虛熱壅、少冲明于濟奪、目昏血溢、肝俞辨其實虛、當心傳之玄要、究手法之疾、徐、或值坐閃疼痛之不足、此為難擬定穴之可祛、輯管見以便誦讀、幸高明而無哂諸

此賦總輯玉龍歌要旨

通玄指要賦　　楊氏註解

夫欲治病。莫如用針。巧用神機之妙。工開聖理之深。外取砭針。能蠲邪而扶正。中含水火。善回陽而倒陰。

原夫絡別支殊。

別、辨也、支者、絡之分派也、素問云、絡穴有十五、十二經中各有一絡、外有陽蹻絡、在足太陽經、陰蹻絡在足少陰經、脾之大絡在足太陰經、此是十五絡也、各有支殊之處、有積絡、有浮絡、故言絡別支

殊、

經交錯綜。

交經者、十二經也、錯者、交錯也、綜者、總聚也、言足厥陰肝經、交出足太陰脾經之後、足太陰脾經交出厥陰肝經之前、此是經絡交錯總聚之理也

或溝池谿谷以岐異。

岐者、路也、其脈穴之中有呼為溝池谿谷之名者如岐路之各異也、若水溝風池後谿合谷之類是

也、一云、銅人經乃分四穴、溝者水溝穴、池者天池穴、谿者太谿穴、谷者陽谷穴、所謂四穴同治而分三路、皆歸於一原、

或山海丘陵而隙共。

隙者孔穴、或取山海丘陵而為名者、其孔穴之同共也、如承山照海商丘陰陵之類是也、一云銅人經穴分四穴、山者承山穴、海者氣海穴、丘者丘墟穴、陵者陰陵穴、四經相應包含萬化之衆也、

斯流派以難揆。在條綱而有統。

此言經絡貫通，如水之分派，雖然難以揆度，在條目綱領之提挈，穴有統緒也。一云，經言井滎俞原經合，甲日起甲戌時，乃膽受病，竅陰所出為井金，俠谿所流為滎水，臨泣所注為俞木，丘墟所過為原，陽輔所行為經火，陽陵泉所入為合土。凡此流注之道，須看日腳，陰日刺五穴，陽日刺六穴。

理繁而昧。縱補瀉以何功。

言心無主持則義理繁亂、縱依補瀉之法、亦無效也、或云、假如小腸實則瀉小海、虛則補後谿、大腸實則瀉二間、虛則補曲池、膽實則瀉陽輔、虛則補俠谿、此之謂也、夫不知此理、不明虛實妄投針藥醫之誤也、

法捷而明。曰迎隨而得用。

夫用針之法、要在識其通變捷而能明、自然於迎隨之間、而得妙也、

且如行步難移。太衝最奇。人中除脊膂之強痛。神门去心性之呆痴。風傷項急。始求於風府。頭暈目眩。要覓於風池。耳閉須聽會而治也。眼痛則合谷以推之。胸結身黃。取湧泉而即可。腦昏目赤。瀉攢竹以偏宜。但見兩肘之拘攣。仗曲池而平掃。四肢之懈惰。憑照海以消除。牙齒痛。呂細堪治。頭項強。承漿可保。太白宣通於氣衝。太白脾家真土也能生肺金陰陵開通水於道。陰陵泉真水也滋清萬物腹膨而脹。奪內庭乎休遲。筋轉而疼。瀉承山而在早。大抵脚腕痛、崑崙解愈。股膝疼、陰市能醫。癇發癲狂兮、憑後谿而療理。瘧生寒熱兮、使間使以扶持。期門罷胸滿血膨而可以。勞宮退胃翻心痛亦何疑。稽夫大敦去七疝之偏墜。王公謂此。三里却五勞之羸瘦。華佗言斯。固知腕骨祛黃。然骨瀉腎。行間治膝腫目疾。尺澤去肘疼筋急。目昏不見。二間宜取。鼻窒無聞。迎香可引。肩井除兩臂難任。絲竹療頭疼不、忍。咳嗽寒痰。列缺堪治。眵𥈹冷淚。臨泣尤準。頭臨泣穴髖骨將腿痛以袪殘。腎腧把腰疼而瀉盡。

髖骨二穴、在委中上三寸、髀樞中、垂手取之、治腿足疼痛、針三分、一云跨骨在膝臏上一寸、兩筋空處是穴、刺入五分、先補後瀉、其病自除、此即梁丘穴也、更治乳癰、按此兩解、俱與經外奇穴不同、姑存以俟知者

以見越人治屍厥於維會、隨手而甦。

維會二穴、在足外踝上三寸、内應足少陽膽經、屍

厥者卒喪之症其病口噤氣绝、狀如死人、昔越人過虢、虢太子死未半日、越人診之曰、太子之病名尸厥、脉亂故形如死、實未死也、乃使弟子子陽礪針砥石以取外三陽五會、有間、太子甦、二旬而復故、天下盡以扁鵲能生死人、鵲聞之曰、此是當生者吾能生之耳、人云玉泉穴在臍下四寸是穴手之三陽脉維於玉泉、是足三陽脉會、治卒中尸厥恍惚不省人事血淋下瘕、小便赤澁失精夢遺、臍腹痛結如盆盃，男子陽氣虛憊，疝氣水腫，奔豚搶心，氣急而喘，前云維會，即玉泉穴，真能起死回生，婦人血氣癥瘕，堅積，臍下冷痛，子宮斷緒，四度刺有孕，使胞和暖，或產後惡露不止，月事不調，血結成塊，皆能治之，針八分，留五呼，得氣即瀉，更宜多灸，為妙。

文伯瀉死胎於陰交。應針而隕。

灸三壯，針三分，昔宋太子善醫術，出苑游，逢一懷娠女人、診之曰是一女子令文伯診之、文伯曰是一男一女太子性暴、欲剖腹視之、文伯止之曰臣請針之、於是瀉足三陰交、補手陽明合谷、其胎應針而落、果如文伯之言、故娠婦不可針此穴昔文伯見一婦人、臨產症危、視之乃子死腹中刺足三陰交二穴、又瀉足太衝二穴、其子隨手而下、此說與銅人之文不相同

聖人於是察麻與痛。分實與虛。實則自外而入也。虛

則自內而出歟。

雖云疼痛為實、痒麻為虛、然未盡其善、必要察其得病之原、別其內外之感、真知其虛實也而後補瀉之、如外感六淫、則是自外而入也、為實、內傷七情、則是自內而出也、為虛、虛則補其母、實則瀉其子、如肝實瀉行間二穴、火乃肝木之子、肝虛補曲泉二穴、水乃肝木之母、胃實瀉厲兌二穴、金乃胃土之子、胃虛補解谿二穴、火乃胃土之母、三焦寔瀉天井二穴、三焦虛補中渚二穴、膀胱實瀉束骨二穴、膀胱虛補至陰二穴、故經云、虛麤痒麻、氣弱者補之、豐肥堅硬、疼痛腫滿者瀉之、凡刺之要只就本經井滎俞原經合行子母補瀉之法、乃爲樞要、深知血氣往來多少之道、取穴之法各明其部分、即依本經而刺、無不效也、

故濟母而裨其不足。奪子而平其有餘。

裨者補也、濟母者補其不足也、奪子者去其有餘

也、此補母瀉子之法
觀二十七之經絡。一一明辨。據四百四之疾症。件件
皆除。
岐伯曰、人稟乾坤而立身、隨陰陽而造化、按八節
而榮、順四時而易調神養氣、習性咽津故得安和
四大舒緩、或一脉不調、則衆疾俱動四大不和百
病皆生、人之一身總計四百四病、不能一一具載
雖有變症、但依經用法件件皆除也、

故得夭枉都無、躋斯民於壽域、幾微已判。彰往古之玄書。抑又聞心胸病、求掌後之大陵。肩背患、責肘前之三里。冷痺腎敗、取足陽明之土。連臍腹痛、瀉足少陰之水。脊間心後者、針中渚而立痊。脇下肋邊者、刺陽陵而即止。頭項痛、擬後谿以安然。腰脚痛在委中而已矣。